SOCIÉTÉ DE GÉOGRAPHIE DE LILLE

Reconnue d'utilité publique par décret du 21 Décembre 1895.

—※—

LE PORTUGAL & VASCO DA GAMA

Par M. E. CANTINEAU,

Officier d'Académie,
Archiviste de la Société.

FÊTES DU IVe CENTENAIRE
DE LA DÉCOUVERTE DE LA ROUTE MARITIME DES INDES

1498-1898

Conférence faite le Dimanche 15 Mai 1898,

Par M. le Dr EDUARDO D'AVELLAR,

Sous la Présidence de M. PAUL CREPY, Vice-Consul de Portugal,
Président de la Société.

Extrait du Bulletin de Juin 1898.

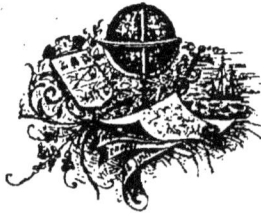

LILLE
IMPRIMERIE L. DANEL
—
1898.

SOCIÉTÉ DE GÉOGRAPHIE DE LILLE

Reconnue d'utilité publique par décret du 21 Décembre 1895.

LE PORTUGAL & VASCO DA GAMA

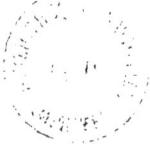

Par M. E. CANTINEAU,

Officier d'Académie,
Archiviste de la Société.

FÊTES DU IVᵉ CENTENAIRE

DE LA DÉCOUVERTE DE LA ROUTE MARITIME DES INDES

1498-1898

Conférence faite le Dimanche 15 Mai 1898,

Par M. le Dʳ EDUARDO D'AVELLAR,

Sous la Présidence de M. PAUL CREPY, Vice-Consul de Portugal,
Président de la Société.

Extrait du Bulletin de Juin 1898.

LILLE
IMPRIMERIE L. DANEL.
1898.

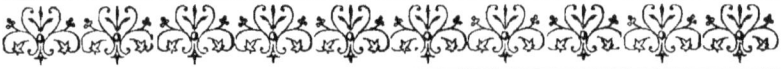

INTRODUCTION

Dans une Séance solennelle tenue le 15 Mai 1898, la Société de Géographie de Lille a célébré comme le Portugal le IV⁰ Centenaire de l'arrivée de Vasco da Gama dans l'Inde à Calicut, le 17 Mai 1498, par la nouvelle route maritime qu'il venait de découvrir.

M. le Dr Eduardo d'Avellar, momentanément à Paris, est venu raconter, devant une salle absolument comble, avec un charme et une conviction patriotique qui ont séduit tous ses auditeurs, les péripéties du glorieux voyage de l'illustre Navigateur. Un ami de notre honoré Président, M. José de Saldanha da Gama, descendant du célèbre amiral comte de Vidigueira, arrivé de Lisbonne spécialement pour cette circonstance, rehaussait par sa présence l'éclat de la fête ; plusieurs étudiants portugais de l'Université de Lille, invités par la Société, siégeaient également parmi les membres du Bureau.

Le D^r d'Avellar a exprimé ses idées et décrit le voyage de Vasco da Gama avec une pureté de langage toute française et avec la délicatesse et l'élévation de sentiments que nous connaissons aux Portugais. On l'a applaudi avec enthousiasme, de même que l'hymne national portugais.

Le Bureau de la Société a voulu fixer dans son Bulletin le souvenir agréable qui sera conservé à Lille de ces distingués visiteurs et de cette brillante Séance commémorative, pendant que, là-bas, en Portugal, on a hautement apprécié notre sympathique manifestation en l'honneur du célèbre navigateur ; en effet des journaux ont relaté le fait avec des commentaires aimables et de divers points du royaume nous sont parvenus de chaleureux remerciements.

Le récit fait par M. le D^r d'Avellar appartient à l'histoire du Portugal, on en retrouvera exactement tous les faits dans l'étude ci-jointe, écrite avant la certitude d'obtenir son concours que des circonstances pouvaient empêcher.

Ouest du
8° Méridien
de Paris

12° 10° (Cabrera)

42°

Galice

Vigo

Valença
ENTRE
Minho Caminha
Lima Bragança
Ponte DUERO Zamora
Cavado TRAS os MONTES
Braga Guimarães Miranda Duero Tordesillas
Tamega Sabor (1494)

E MINHO Tua
Côa
Porto Duero Torres
Villa Nova Lamego Agueda

N BEIRA Vizeu Almeida

Souza Mondego Estramadure

Figueira Zezere
Coimbra (1308)

40°

Pombal Ouro Tejo
Leiria Elia Cacères
Batalha
1385 Aljubarrota Thomar Albuquerque
Ourem (1319)
P. Farihoes Abrantes
C. Carisen Aviz R. Portalegre
Santarem Guadiana
Torres Aviz
Vedras Badajoz
Cintra Lisboa Vill Vicosa
C. Da Roca Alinada Evara
C. Espichel Setubal
Sado
Alcacer Vidigueira (1519)

38°

C. de Sines Sines ALEM TEJO Beja Andalousie

Ourique (1139) Guadalquivir Seville

Mira Huelva
ALGARVE
Silves Tavira (1260) Guadalete
C. do São Vicente Lagos Faro
Beres Xeres (711)

30° Cadix

CARTE DU PORTUGAL
dressée au point de vue historique.
E.C. Fecit. Algeziras Gibraltar
C. Trafalgar Tarifa
(1340)
Ceuta
Tanger
Tetuan
MAROC

ESPAGNE

OCÉAN

ESTRAMADURE

LE PORTUGAL & VASCO DA GAMA

DÉCOUVERTE DE LA ROUTE MARITIME DES INDES

1498. — Fêtes du IVᵉ Centenaire. — 1898.

I. ORIGINE ET FONDATION DU ROYAUME DE PORTUGAL. — L'histoire des nations prouve que leurs destinées, comme celles des hommes, sont gouvernées par leur caractère et par les événements qui mènent généralement à des résultats analogues s'ils sont identiques ; de cette conviction, par les efforts d'une étude approfondie , naissent les enseignements des philosophes ou l'expérience si nécessaire aux souverains.

A ce propos, il parait intéressant de voir en quelques lignes, comment une suite de péripéties malheureuses ont fait surgir des siècles tourmentés des premiers temps de l'Espagne, les causes de la fondation du Portugal ; comment les temps héroïques ont amené la création de l'empire colonial qui a produit l'âge d'or de ce pays , constatant que la grande prospérité, cette source de décadence, a déterminé un nouvel asservissement, épreuve pénible qui a porté la nation portugaise à se ressaisir et à secouer le joug étranger en retrouvant les vertus nationales du passé.

· Soumis à de nombreux maîtres, les ancêtres des Portugais se fortifièrent par la lutte pour l'indépendance, les guerres anciennes éliminant les faibles et les pusillanimes ; puis quand arriva une ère de paix et de liberté, ils surent appliquer à l'étude et au travail, l'énergie acquise et déployée contre l'ennemi ; à la gloire, à l'honneur, ils purent joindre la science et la richesse, mais la prospérité leur fut presque fatale, leur caractère énergique les sauva.

Ces ancêtres, les Lusitaniens, bien des siècles avant notre ère, commerçaient paisiblement avec les Phéniciens et peut-être des Grecs, quand les Carthaginois, jaloux de la métropole, se rendirent maîtres de la péninsule Ibérique. Au IIIe siècle avant J.-C., lors de la seconde guerre punique, les Romains se présentèrent et furent acceptés comme des libérateurs, mais on reconnut bientôt qu'ils étaient de nouveaux maîtres et les Lusitaniens leur montrèrent par des révoltes continuelles qu'ils ne voulaient point être trompés. Nous savons que Viriathe les tint en échec jusqu'à ce qu'on l'assassinât et que Numance résista jusqu'à la destruction. La stratégie finit néanmoins par être victorieuse des plus courageux efforts et Rome imposa sa civilisation.

Plus tard, les barbares de la Germanie firent des apparitions et arrivèrent ensuite en foule; les Francs, puis les Vandales se firent d'abord une place, après eux les Alains et les Suèves détruisirent la domination romaine dans leur tourbillon dévastateur; ensuite ce furent les Visigoths, venant de l'Aquitaine d'où Clovis les expulsa en 507, ils chassèrent ou soumirent tous les autres peuples de l'Espagne, unifiant les provinces en un royaume que gouvernèrent une trentaine de rois, depuis Ataulfe (412) jusqu'à Roderic (711). Selon la coutume germaine, ils créèrent des germes de solidarité entre les tribus soumises et fédérées par des rapports d'intérêt commun. Maîtres moins durs et relativement peu nombreux, ils fusionnèrent en partie avec les indigènes, desquels ils acceptèrent les souvenirs de la civilisation romaine; ce fut presque un moment de répit et si Clovis parvint à les refouler vers les Pyrénées, les Goths de l'Ouest surent garder leur royaume longtemps intact dans la péninsule Ibérique.

Mais des jours pénibles, des siècles de servitude étaient encore réservés aux Lusitaniens; après les Ariens ils devaient subir les Musulmans.

Les Arabes, ambitieux et fanatiques, profitant des rivalités ou attirés par l'intrigue, s'élancèrent des rivages africains comme une trombe dévastatrice et Tarick, général de l'émir marocain, conquit l'Espagne surprise, en une seule bataille, exterminant à Xérès, en 711, Roderic et son armée.

La puissance des Visigoths fut abattue et la civilisation orientale s'implanta en Espagne avec ses méthodes et ses idées d'un autre genre, avec sa science et son génie supérieurs mais plus réfractaires au progrès, car le fanatisme musulman a toujours été une barrière.

Les mœurs, le caractère et la religion des vainqueurs les firent détester des vaincus ; Lusitaniens et Goths, jadis ennemis, aujourd'hui confondus, retrouvèrent leurs ardeurs belliqueuses dans leur commun amour de la liberté et sous l'inspiration de Pélage, descendant des Goths, qui se fit déclarer roi de Léon en 717, ils se réfugièrent nombreux dans les montagnes des Asturies, de Galice et de Léon. Là ils redevinrent les héros d'autrefois ; ces forteresses naturelles furent d'abord le siège de la résistance contre les envahisseurs, puis le centre d'organisation de la glorieuse Croisade d'Occident qui dura plus de sept siècles, épuisant trois dynasties arabes, d'Abdhérame à Boabdil.

Nos compatriotes anciens et actuels s'illustrèrent dans cette suite de combats, chevaliers flamands et français versèrent leur sang pour aider les Goths et les Lusitaniens à chasser les infidèles de la Péninsule, comme Charles Martel les avait refoulés de l'Aquitaine en 732. A la fin du VIIIe siècle , lors des victoires de Charlemagne, la Marche d'Espagne établie et le royaume des Asturies et de Léon constitué au N. du Douro, formèrent le rempart inattaquable des adversaires de l'Islam où ils se maintinrent en sécurité, quoique le khalifat de Cordoue fut à l'apogée de sa splendeur et de sa puissance. Bien plus , les Maures, sans cesse harcelés, continuèrent à reculer peu à peu, et le royaume de Castille se constitua à leurs dépens, de même que celui d'Aragon.

Enfin les événements de la fin du XIe siècle firent naître les circonstances qui amenèrent la création du Portugal. Le comte Henri de Bourgogne, arrière-petit-fils de Hugues Capet (il était le quatrième fils du second duc de Bourgogne Henri, dont la sœur Constance fut l'épouse d'Alphonse VI, roi de Léon et de Castille), épris du désir de batailler contre les Infidèles et de renouveler les prouesses des héros du siècle de Charlemagne, partit à la cour de son oncle en compagnie de son cousin Raymond. Sa bravoure fut si impétueuse et son habileté si supérieure que son armée toujours victorieuse dans vingt batailles, repoussa les Sarrasins jusqu'au delà du Tage.

> Alphonse, en roi, voulut que d'immenses largesses,
> Pour prix de tels exploits, montrassent sa grandeur,

comme le raconte Vasco da Gama au roi de Mélinde dans le IIIe chant des Lusiades, et le roi de Castille lui donna en mariage sa fille Téréja, à laquelle, bien qu'illégitime, il accorda une dot toute royale : les provinces conquises entre le Minho et le Tage moyen, érigées en comté. Trente ans plus tard , son fils Alphonse-Henri fut proclamé roi de Portugal sur le champ de bataille d'Ourique (au S. de l'Alem-Tejo) où le 25 juin 1139, il mit en déroute cinq rois musulmans (origine des 5 écus en croix des armes de Portugal), constituant par cette victoire son royaume tel qu'est le Portugal actuel, moins les Algarves, petite province conquise un siècle plus tard.

Les circonstances favorisèrent en tous points la fondation du Portugal par un prince issu de la famille royale de France, devenu ainsi chef de la seule dynastie des souverains qui s'est perpétuée jusqu'à nos jours directement ou non en trois branches : de Bourgogne, d'Aviz et de Bragance. Une princesse d'Orléans, Marie-Amélie, née en 1865, partage aujourd'hui le trône du roi Carlos Ier, auquel elle est mariée depuis 1886.

Les descendants d'Alphonse-Henri, non moins braves que leurs aïeux, s'assurèrent la possession de l'Estramadure et de l'Alem-Tejo et, dès 1249, Alphonse III s'emparant de Faro, chassa définitivement des Algarves les Maures déjà une fois expulsés par Sanche Ier. Le Portugal ne dépassa jamais ces limites. Alors le roi Denys *le Sage* s'occupa davantage de l'organisation politique et administrative; il créa l'Université de Lisbonne en 1290, transférée en 1308 à Coïmbre où elle a toujours été florissante; il régularisa et limita les privilèges de la noblesse. En 1319 il fonda l'ordre du Christ, dont les chevaliers avaient la mission de protéger les chrétiens contre les Maures, remplaçant les Templiers (1118-1312) qui avaient été supprimés par le pape Clément V à l'instigation de Philippe-le-Bel. Un magnifique monastère fut construit peu après à Thomar, en Estramadure, pour être le siège de l'ordre dont la bannière fut comme celle des Templiers, blanche à la croix rouge.

Les Portugais furent obligés bien des fois encore de disputer aux Infidèles la terre des ancêtres reconquise, et des querelles politiques firent souvent aussi traiter les Espagnols en ennemis. Cependant en 1340, le roi Alphonse IV, *le Redoutable*, celui qui ordonna le meurtre d'Inès de Castro (1335), aida le roi de Castille Alphonse XI, son gendre, à tailler en pièces, près du rio Salado, une armée de 500,000 Sarrasins venus de Grenade ou débarqués à Tarifa pour tenter un important et dernier effort.

II. LE SIÈCLE GLORIEUX, LES GRANDS NAVIGATEURS. — Enfin, vers le XVe siècle, s'ouvrit pour le Portugal l'ère de prospérité et de splendeur qui dura jusqu'à la domination espagnole; la paix et la sécurité qui succédèrent à l'éclatante victoire d'Aljubarrota (1) eurent une influence décisive sur la transformation de la situation ; elles permirent à l'activité de prendre une direction nouvelle bien plus favorable au développement de la richesse du pays.

Sous le sceptre vigoureux de Jean 1er le Bâtard (fondateur de la branche d'Aviz), fils naturel de Pierre-le-Justicier, les Portugais, désormais sûrs de leur indépendance, portèrent eux-mêmes la guerre en Afrique pour détruire les pirates arabes en s'emparant de Ceuta. Cette première campagne à l'extérieur fut aussi une circonstance notable, sa réussite émut les esprits et fit naître le goût des expéditions maritimes que l'Infant Dom Henri se hâta d'encourager. Ce prince s'adonna par goût et par patriotisme à l'astronomie et aux mathématiques et alla s'installer à Sagres, au cap St-Vincent ; il devint par ses études l'un des promoteurs des nombreux voyages d'exploration qui rendirent célèbre la fin du XVe siècle. Avant lui, le cap Bojador était un épouvantail, dans l'esprit des marins c'était un lieu hanté par des génies malfaisants, l'entrée d'un désert de terres brûlées et d'une immensité de mer bouillante qu'un soleil torride faisait un chemin de l'enfer ; les Arabes intéressés étaient loin de détromper les Portugais. Dom Henri communiqua l'opinion basée sur ses études que ces craintes étaient chimériques et indignes de gens courageux, que les suppositions étaient mensongères autant que les apparences et que la mer devait environner l'Afrique vers le Sud. Or il existait alors, dans la nation portugaise, vigoureuse par tempérament, un excès de vitalité dû à l'inaction après huit siècles de guerre ; cette circonstance aidant, le prince convainquit quelques hommes aventureux ; leurs premières tentatives furent des succès ; aussitôt la fièvre de l'inconnu s'empara des esprits et l'élan donné traça dans le siècle naissant le chemin qui

---

(1) La victoire d'Aljubarrota (près de Leiria en Estramadure), dont la mémoire est précieuse aux Portugais, fut remportée par le roi Jean Ier, contre les Espagnols, dont la reine Béatrix, fille du défunt roi de Portugal Fernand Ier, prétendait à l'héritage de son père pour le joindre au trône de Castille. A cette bataille, qui eut lieu le 15 août 1385, et où l'on vit bien des chevaliers portugais prendre parti pour Béatrix, combattit le chevalier Vasco de Lobeira, l'auteur du célèbre poème de chevalerie *Amadis de Gaule* ; les Castillans y amenèrent 16 pièces de canon, les premières, dit-on, qui parurent dans la Péninsule ; elles n'eurent point raison de la valeur des Portugais et le roi Jean Ier fit construire sur l'emplacement de cette célèbre bataille le splendide monastère de Batalha que certains ont comparé pour la magnificence au temple de Salomon.

devait conduire le Portugal vers une gloire nouvelle et une prospérité brillante.

D'abord on ose aller voir ce qui se passe au delà du cap Noun et des Canaries ; dès 1418, Tristan Vaz et Gonzalès Zarco découvrent Porto-Santo des Madères et en 1419, avec Barth. Ferestrello, qui devint le beau-père de Christophe Colomb, ils débarquent à Madère où bientôt on plante vigne de Chypre et canne à sucre de Sicile. En 1427, les Portugais s'établissent aux Canaries et abordent le cap redouté de Bojador ; en 1432, Gil Eannez de Lagos le double de 40 lieues et fait une excursion dans le désert malgré une attaque des Maures pendant que Velho Cabral, voguant audacieusement jusqu'à 1,300 kilom. vers la pleine mer, aborde aux Açores. En 1441, Antao Gonzalès et Nuno Tristan poussent jusqu'au cap Blanc, ils entrent en relation avec les indigènes et se persuadent de plus en plus qu'il faut courageusement continuer les tentatives d'exploration. En effet, en 1445, se produisit l'événement qui devait détruire toutes les traditions effrayantes et donner aux idées de découverte l'impulsion nécessaire pour assurer la gloire et la richesse du Portugal.

Denys Diaz, dépassant hardiment le cap Blanc et côtoyant les rivages, vit apparaître à ses yeux étonnés, au lieu des sables arides du désert, une côte verdoyante et fertile qu'il appela le cap Vert. Nuno Tristan explora ensuite le Sénégal et s'avança jusqu'au rio Grande, mais là il fut massacré par les nègres. Cependant, des indigènes capturés avaient confirmé l'existence vers l'Est de l'Afrique du prêtre Jean, roi et pontife de contrées que les Portugais croyaient l'Inde. Ce personnage légendaire semblait la fiction du pouvoir indou, la tradition s'en était répandue et perpétuée en Europe depuis 1150 environ ; on admit plus tard que le prêtre Jean était le souverain d'Abyssinie, le négus, roi et chef spirituel de catholiques dissidents.

Dom Henri, dans la joie de ces résultats surprenants mais en partie prévus, fit part au pape Eugène IV de ces découvertes ; celui-ci, usant de la toute puissance de l'Église à cette époque accorda, par une bulle spéciale, au prince de Portugal et à l'ordre du Christ dont il était le Grand-Maître, la suprématie sur toutes les terres découvertes et à découvrir sur la côte d'Afrique. Cet acte fut modifié et précisé par la convention de Tordésillas (1494) entre les rois d'Espagne et de Portugal, par laquelle toutes les découvertes faites au delà de 360 milles à l'Ouest du méridien des îles du cap Vert devaient appartenir à l'Espagne, et toutes celles à l'Est de cette ligne fictive, au Portugal. Les plus sceptiques furent alors convaincus et les explorateurs enhardis reconnurent bientôt les côtes de la Guinée, poussant même jusqu'au Zaïre. Ainsi en 1447, Alvaro Fernandez découvrait le Sierra-Leone; en 1469, Lopo Gonzalves arrivé sous l'Équateur donnait son nom au cap Lopez actuel; en 1471, Jean de Santarem explorait toute la côte de Guinée et en 1481, Diégo d'Azambuja y élevait un fort sur la côte de Mina; en 1484, Diégo Cam reconnaissait le bas Congo, y édifiait des *pedraos* aux armes de Portugal et ramenait des indigènes avec lui à Lisbonne.

Malgré la mort en 1464 de Dom Henri, le savant fils de Jean Ier, malgré la guerre avec l'Espagne, malgré les agitations pénibles du règne d'Alphonse V, se préparaient ainsi les découvertes qui allaient amener de l'Orient l'âge d'or pour le Portugal. L'Espagne devait chercher et trouver une source de grandeur à l'Ouest en ne rebutant pas Christophe Colomb comme l'avait fait Jean II, qui n'avait qu'une préoccupation, la route des Indes. Ce roi, par sa haute intelligence et sa vigueur d'action, songeait à utiliser les travaux de son oncle Dom Henri, il envoya deux tartanes de 50 tonneaux sous les ordres de Barthélémy Diaz de Novaes et de son frère Pero Diaz, descendants de Denys Diaz qui avait découvert le cap Vert, avec mission de longer la côte d'Afrique pour faire le tour du continent. Partis le 2 août 1486, ils prirent possession des territoires en plantant des *pedraos* là où ils abordèrent; mais s'étant éloignés des côtes ils s'avancèrent trop vers le Sud, jusqu'au 40e degré. En cinglant vers le N.-E., ils retrouvèrent la terre et plantèrent un *pedrao* vers le 34e degré au S. du rio Infante; il y était encore, dit-on, en 1851. Là s'arrêta l'expédition, les équipages refusant de s'éloigner encore. Ce fut alors, au retour, pendant des tempêtes continuelles, que Barthélémy Diaz aperçut pour la première fois le groupe de montagnes formant l'extrème limite de l'Afrique. Il l'appela le cap des Tourmentes, mais Jean II, ravi d'apprendre au retour de l'expédition, en décembre 1487, un si heureux succès, l'appela *de Boa Esperanza*.

Pendant ce temps, le roi, toujours désireux de connaître le prêtre Jean, le mystérieux souverain qu'il croyait tout puissant aux Indes, afin d'établir des relations avec ce riche pays, envoya vers l'Orient, par la route de terre, Pero de Covilham et Alphonse de Païva, tous deux habitués aux voyages et parlant l'arabe. Ils partirent le 7 mai 1487 par Barcelone, Naples, Rhodes, Alexandrie, le Caire et Aden où ils se séparèrent. A. de Païva parcourut l'Arabie et le golfe Persique,

mais mourut à Ormuz ; P. de Covilham alla dans l'Inde et à Calicut et
retourna bien renseigné au Caire où il trouva deux juifs envoyés par
Jean II à la recherche des explorateurs ; il leur donna tous ses documents et repartit vers le Sud pour reconnaître le pays jusqu'à Sofala.
En revenant, il s'arrêta à la cour du négus d'Abyssinie qui le retint si
bien, qu'il s'y maria et ne retourna jamais en Europe ; plus tard en 1515,
un prêtre, Franscisco Alvarez, envoyé par le roi Manoël en mission
dans ce pays, le vit et recueillit le récit de ses nouvelles découvertes.
Le roi déduisit de tous les renseignements recueillis, qu'il était possible
de passer par mer dans l'Océan Indien, puis stimulé par les découvertes
de Christophe Colomb et l'heureuse issue de son voyage (du vendredi
3 août 1492 au 4 mars 1493), il fit construire des navires légers et
solides pour une nouvelle et décisive expédition ; mais la mort acci-
dentelle de son fils unique, l'Infant Dom Alphonse, vint entraver l'exé-
cution de ses projets et le désespoir conduisit au tombeau ce monarque
bien-aimé.

Son cousin Manoël, frère cadet de Jacques duc de Viseu, poignardé
comme rebelle par Jean II lui-même, lui succéda. Il trouva élucidées
toutes les questions de science et achevés tous les préparatifs maté-
riels ; les résultats politiques et commerciaux étaient même indiqués
aussi bien que la route à suivre. Venise possédait le monopole des
richesses de l'Inde, il fallait la supplanter et la chose était d'autant
plus facile et opportune que les Turcs venaient de s'emparer de Cons-
tantinople, leur puissance ne pouvait que nuire au trafic vénitien, au
commerce des marchandises précieuses venant d'Orient.

III. VASCO DA GAMA, SES VOYAGES AUX INDES. — Un jeune et
hardi navigateur, habile et estimé de Jean II, avait déjà été remarqué
par lui ; le roi Manoël ratifia ce choix et Vasco da Gama fut chargé
d'utiliser les documents et les matériaux amassés par l'Infant
Dom Henri et son petit-neveu le roi Jean II. Selon Carvalho, sa
famille remonte à Alvaro Eannez da Gama qui se distingua sous
Alphonse III, vers 1250 ; son aïeul, Estevan da Gama, né à Olivença,
fut alcaïde du port de Sines et son père Estevan fut également alcaïde
de Sines et aussi de Sylves, aux Algarves ; il était commandeur de
Seixal et contrôleur de la maison du prince Alphonse, fils de Jean II.
Il jouissait d'une réputation de marin habile ; marié à Dona Isabella
Sodré, fille de João de Resende, providiteur des fortifications de
Santarem, il en eut deux fils, Vasco et Paulo qu'il destina à la marine.

Vasco da Gama, le cadet, né vers le milieu du siècle, doué des brillantes qualités qui en avaient fait un favori de Jean II., allait préparer le périple de l'Afrique selon le vœu du roi, lorsque la mort de ce prince en 1495 suspendit le projet. Il épousa alors dona Catarina de Attayde, fille d'Alvaro, seigneur de Pena Cova ; elle lui donna sept enfants, une fille et six garçons, entre autres Dom Estevan qui devint le 11° gouverneur des Indes en 1539 et Dom Christovam, capitaine renommé, tué en Abyssinie en 1542. Les relations du premier voyage aux Indes écrites par Fernand Lopez de Castanheda, Jean de Barros, et Damien de Goes comparées à celles transmises par Ramusio, Galvao, Roman, Maffei, Laclède et même Barrow en laissaient la date indécise ; le *Roteiro*, journal de route attribué à Alvaro Velho, l'un des 12 compagnons de Vasco da Gama qui débarquèrent à Calicut, fixe au 8 juillet 1497 le départ de la flottille (1). Ce texte précieux est une copie datant des premières années du XVIᵉ siècle du *Roteiro* original ; il porte près du titre la signature du premier historien des Indes Fᵈ L. de Castanheda qui, probablement, le posséda pour son usage, puis le donna à la bibliothèque de Coïmbre quand il fut nommé guide du Chartrier ; de là il passa sans doute, avec d'autres manuscrits de l'Université, dans la bibliothèque de Porto où il fut découvert en 1838 et édité par Kopke et Païva, libraires à Lisbonne.

Le *Roteiro* est très exactement tenu mais se termine au 25 avril 1499, un peu après le retour au Cap, aussi ignore-t-on exactement la date de la rentrée à Lisbonne de Vasco da Gama. Cependant, vers le 9 septembre 1499, le roi le reçut avec solennité et le nomma amiral des Indes avec maints privilèges et libéralités, comme nous le verrons plus loin.

Le 10 février 1502, l'amiral repartit vers Calicut avec 15 navires pour représenter avec éclat la puissance du Portugal ; il fonda des établissements à Mozambique et à Sofala sur la route des flottes futures; mais l'incendie du *Merii* (3 octobre 1502), navire encombré de gens revenant de La Mecque et chargé de richesses pour le Soudan d'Égypte, est resté une tache de cruauté dans la renommée de l'illustre navigateur que la haine séculaires des Maures, les ennemis perpétuels de sa patrie, aveugla un instant; ils avaient du reste voulu anéantir sa première expédition. A Calicut, il bombarda la ville et détruisit le port

(1) Voir au chapitre suivant le récit de ce premier voyage d'après le *Roteiro*.

pour venger le meurtre du facteur des Portugais Correa et de ses compagnons mis à mort au mépris des traités. Le Zamorin fut forcé de quitter le pouvoir et les différents rois des contrées voisines demandèrent alliance et protection. Ces résultats obtenus, Vasco da Gama remit le commandement de la flotte à Vicente Sodré et le 20 décembre

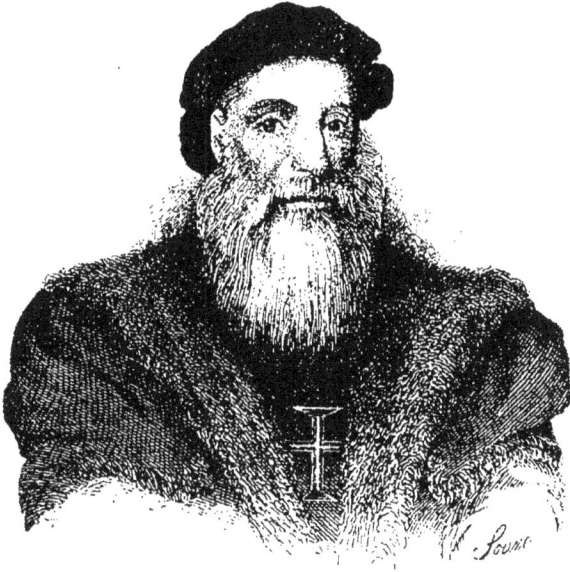

Portrait de l'Amiral Dom VASCO DA GAMA, Comte de Vidigueira,
d'après une peinture du XVI siècle appartenant au Comte de Farrobo.

1503, il rentra à Lisbonne affirmant au roi la prépondérance des Portugais et la soumission des princes indous.

Cependant, dit le vicomte de Santarem, on n'apprécia pas justement les services de l'amiral et il fallut les sollicitations de Dom Jayme, duc de Bragance, pour qu'il obtint le titre de comte de Vidigueira, avec la grandesse, et ce fut seulement en 1519 ; cette espèce de disgrâce persista pendant tout le règne de Manoël. Ce ne fut que 21 ans après son second voyage, quelques années après l'avènement de Jean III, qu'il fut nommé vice-roi des Indes ; il partit le 9 avril avec 10 vaisseaux et 4 caravelles accompagné de ses deux fils D. Estevam et D. Paulo. Dans ce voyage se place l'événement qui donna lieu à la phrase peut-être légendaire, mais qui peint d'un mot la fermeté, l'audace et la fierté de l'homme supérieur qui se rendit immortel en donnant à son pays grandeur et richesse. Un jour, près de la côte des Indes, les matelots virent les flots se gonfler sans aucun signe de tempête et heurter le navire en chocs violents, Vasco da Gama tranquille malgré ces sinistres présages et la terreur générale, s'écria : « Qu'avez-vous donc à craindre, amis, lorsque la mer tremble devant nous ? » « Eia, amigos, não temeas que o mar treme de nos ? » (Lusiades, chant II, 47e stance). Luiz de Souza reproduit ce mot mémorable.

La flottille arriva à Goa le 11 septembre 1524 ; après avoir revu les pays qu'il avait conquis un quart de siècle plus tôt, après avoir admiré les magnificences naissantes de Goa, Dom Vasco da Gama mourut à Cochin le 25 décembre 1524, d'un anthrax au cou et encore plein de vigueur malgré ses 70 ans. Il était d'une taille peu élevée, affable et d'une dignité gracieuse ; d'un caractère sévère mais juste, il avait cependant parfois, dit-on, des accès de colère terribles. Il fut d'abord inhumé à Cochin dans le monastère de St-Antoine des Franciscains, puis transféré dans un tombeau élevé à Travancor. En 1538, on apporta ses restes en Europe, où Jean III les fit déposer avec de grands honneurs dans l'église de *Nossa senhora das reliquias* du couvent des Carmes Chaussés, situé près du bourg de Vidigueira. En 1840, après l'expulsion des religieux, cette tombe fut violée ; on en retira des choses précieuses et même des ossements ; sur les représentations énergiques d'un patriote ardent, l'abbé A. D. de Castro e Souza, qui demanda le 24 mars 1844 et le 26 janvier 1846 le transfert du corps au monastère de Bélem, le St-Denis du Portugal, une enquête fut faite par le gouverneur de Béja, José Silvestre Ribeiro, mais on se contenta de réparer le tombeau. Cependant 35 ans plus tard, d'après un décret royal du

18 mai 1880, eut lieu, avec grande pompe et tous les honneurs civils et militaires, le 8 juin, devant le roi et la famille royale, les corps diplomatiques, les ministres, etc., le transfert dans le couvent des Jeronymos de Bélem, des restes mortels de l'illustre amiral Dom Vasco da Gama, extraits de l'église de N.-D. des Reliques de Vidigueira.

Ceux du célèbre poète Luiz de Camoëns exhumés de l'église Ste-Anne de Lisbonne furent en même temps déposés dans le couvent de Bélem, c'était le troisième centenaire de sa mort. Le souvenir du grand navigateur est inséparable de celui du célèbre poète qui chanta ses exploits.

Vasco da Gama et Luiz de Camoëns sont deux gloires nationales qui marquent l'époque la plus glorieuse et la plus prospère du Portugal; l'un accomplit des exploits héroïques, l'autre pour les chanter trouva des accents divins. Camoëns naissant à la mort de Gama (décembre 1524), sembla hériter de lui un souffle génial; noble et pauvre, fils d'un capitaine de vaisseau mort à Goa, il étudia à l'Université de Coïmbre, sa ville natale, mais des hommages inconsidérément adressés à la fille d'un grand seigneur le firent exiler. De là, l'inspiration salutaire et patriotique de consacrer sa muse aux exploits des navigateurs portugais et la naissance des Lusiades, le chef-d'œuvre immortel de la littérature portugaise. Hors de la protection des Muses, rien ne lui sourit; aussi peu chéri de Mars que son contemporain Cervantés, l'illustre écrivain espagnol qui laissa un bras à Lépante (1571), Camoëns perdit l'œil droit en se battant à Ceuta contre les Maures. En 1553, il partit chercher, comme tant d'autres, fortune aux Indes, il n'y trouva que déboires, malheurs et persécutions. Fort contre l'adversité, il travailla toujours à ses Lusiades et quand de retour à Lisbonne il les fit imprimer en 1572, l'admirable poème souleva l'enthousiasme du monde entier; il a été traduit·dans toutes les langues.

Peut-on des vers plus grandioses que ceux du Ve chant, où le poète, dans son noble orgueil national, semble élever Vasco da Gama jusqu'au niveau des Dieux de l'Olympe, quand il le montre si dédaigneux des avertissements et des menaces du formidable géant Adamastor ? Ce Titan qui a voulu escalader le ciel apparaît comme une nuée épaisse qui prend la forme terrifiante d'un colosse irrité et de sa voix terrible comme le grondement du tonnerre ou le sifflement des rafales, il reproche aux téméraires de vouloir dépasser les bornes du monde et menace de les engloutir eux et les audacieux de l'avenir. Le héros, impassible, prie Dieu de le protéger et confiant passe fier et majestueux.

On ne saurait exalter d'une façon plus glorieuse le courage et la fermeté d'un homme, après avoir chanté sa bonté sans limites, lorsque chef dévoué par le cœur, il se laisse blesser par des nègres pour sauver la vie de Fernâo Velloso, son matelot, qu'ils allaient massacrer.

Les merveilleuses strophes de Vénus à Jupiter, d'Inès de Castro et de l'île des Amours, dans leur sublime beauté, dans leur touchante expression, dans leur entraînante description, tout en louant moins directement les mérites du héros, renferment tant de charme et d'harmonie que le peuple lui-même les récite ou les chante.

La renommée de ces deux hommes est immense, elle plane au-dessus des autres gloires nationales et ils se la doivent l'un à l'autre, comme Homère et les héros de l'Épopée Troyenne. Du reste, Vasco da Gama est le plus célèbre navigateur du Portugal, Camoëns en est le plus illustre poète et il n'y a qu'un seul grand poëme, c'est le livre d'or du royaume : *Os Lusiadas*. Camoëns mourut en décembre 1579, à l'hôpital, heureux, disait-il, de ne pas devoir vivre sous la domination espagnole imminente. En effet, Philippe II d'Espagne saisissait alors l'occasion propice de s'emparer du trône du Portugal.

Le bel arc de triomphe de la place du Commerce de Lisbonne est orné de la statue de Vasco da Gama et près de la cathédrale du vieux Goa, l'antique Porte des Vice-Rois est surmontée d'une statue de l'amiral des Indes élevée au XVIe siècle.

IV. Le « Roteiro ». Premier Voyage de Vasco da Gama aux Indes. — Quand Vasco da Gama eut reçu du roi Manoël la mission de rechercher la route maritime des Indes, en capitaine expérimenté, il s'occupa lui-même de l'armement des trois navires spécialement construits sur l'ordre du roi ; il les garnit de voiles et de cordages particulièrement soignés et en triple réserve, s'occupant des plus petits détails. Il y mit des équipages choisis, renforcés d'esclaves nègres pour interprètes et de déportés à gracier s'ils rendaient des services très dangereux ; en tout 170 hommes. Les armes et les munitions, les articles d'échange et les présents pour les rois furent en quantité considérable. Vasco da Gama, chef de l'escadre, monta sur le *San Gabriel*, de 120 tonneaux, ayant pour pilote Pero de Alemquer, qui avait conduit Barthélémy Diaz ; Paulo da Gama, son frère aîné, eut le commandement du *San Rafaël*, de 100 tonneaux, qui portait par déférence pour son frère cadet la bannière amirale ; et la caravelle de 50 tonneaux, le *Berrio*, fut confiée à Nicolas Coelho. Pedro Nunez conduisit un petit bâtiment chargé de munitions et de provisions en réserve, ainsi que de présents pour les souverains et de marchandises de troc. Barthélémy Diaz se rendant à Minas (côte d'Or) fut chargé de convoyer la flottille avec un supplément de provisions.

Le pavillon des navires était blanc avec la grande croix rouge de l'ordre du Christ au milieu ; la même croix était appliquée au centre de toutes les voiles.

L'escadre ainsi constituée *partit donc de Lisbonne le samedi 8 juillet 1497 ;* elle s'arrêta à une lieue de là, au Rastello, où se trouvait un ermitage et la petite chapelle de Santa-Maria de Bélem, dont le prêtre donna l'absolution générale à tous les marins réunis processionnellement, comme le permettait la bulle du pape Martin V, sollicitée par Dom Henri pour tous ceux qui partaient à la découverte de terres inconnues. Là, se firent ensuite les derniers et touchants adieux des courageux voyageurs aux parents qu'ils craignaient de ne plus revoir, ce qui fut vrai pour les deux tiers d'entre eux. Cinq ans après, le roi Manoël fit élever dans cet endroit, le superbe monastère de Bélem, imposante construction d'une architecture spéciale à cette époque.

Le samedi 15, la flotte passa aux Canaries, puis un brouillard intense sépara le *San Rafaël* du reste de l'escadre, mais il la rejoignit aux îles du cap Vert où elle mouilla à San-Yago pour se ravitailler. A une dizaine de lieues plus loin, la *Capitane* reçut des avaries, mais on put continuer la route droit vers le Sud, jusqu'à la latitude voulue ; Barthélémy Diaz peu satisfait sans doute de son rôle effacé, était depuis longtemps parti selon l'ordre vers Minas. Le 4 novembre, la flottille ayant viré à l'Est rejoignit la côte d'Afrique et entra dans la baie dite de Ste-Hélène, où l'on reconnut pour la première fois les Boshis, si différents des Cafres leurs voisins. Des matelots descendus à terre furent attaqués et Vasco da Gama accouru au secours des siens, fut blessé d'une flèche en sauvant un matelot imprudent, Fernào Velloso, qui avait été pris par eux.

Le jeudi 16 novembre on remit à la voile, et le mercredi 22 à midi, l'escadre doubla majestueusement le cap de Bonne-Espérance, saluant l'imposante montagne de la Table, entourée des sommets aigus de ses satellites, repaire du géant Adamastor. Le Titan furieux qui avait châtié Barthélémy Diaz fut méprisé par Vasco da Gama, dont la flotte jeta l'ancre dans la baie de St-Braz. Elle y resta 13 jours pour permettre de dépecer le petit transport après qu'on en eut réparti la charge sur les trois navires. On eut de bonnes relations avec les indigènes et on aperçut pour la première fois des éléphants dans le pays habité par les Hottentots, possesseurs de superbes troupeaux. Tout à coup, les rapports se modifièrent et on se quitta en ennemis ; ce qui n'arriva que trop souvent par la suite, le long de la côte orientale.

Bientôt on dépassa le dernier *pedrao* érigé par Barthélémy Diaz et le rio Infante qui fut la limite de ses découvertes. La marche des navires fut alors entravée par des courants violents et des vents contraires ; aussi ce fut avec des craintes bien vives que l'on vit toute la flottille entraînée à plus de 100 lieues en arrière. Heureusement, un vent favorable vint rétablir la marche régulière des trois vaisseaux. On aperçut la terre de Natal le 25 décembre, mais le courant et des vents contraires rejetèrent de nouveau les navires loin des côtes ; cependant, le 10 janvier 1498, on réussit à entrer dans une grande baie pour effectuer le radoub bien nécessaire des bâtiments. Les habitants du pays étaient des Cafres à l'aspect redoutable, avec leurs grands arcs et leurs zagaies de fer ; les échanges furent néanmoins pacifiques ; on appela cette côte *Terra de boa gente* et *rio Cobre*, rivière du cuivre, le cours d'eau reconnu.

Vers le 22 janvier, le *San Rafaël* mouilla près d'un grand fleuve (le Zambèze), et Vasco da Gama éprouva une immense joie, car il rencontra là deux marchands musulmans qui portaient des étoffes aux Cafres et qui le renseignèrent sur la route des Indes ; il appela le fleuve *rio dos Boas signaes* et planta un *pedrao ;* il dut cependant rester là un mois pour rétablir la santé des équipages malades du scorbut.

Enfin il partit le 24 février, et le 2 mars il arriva au canal de Mozambique. Les habitants firent bon accueil aux navigateurs, mais quand ils surent qu'ils étaient chrétiens ils voulurent les faire prisonniers et ne leur ménagèrent pas les marques d'hostilité ; ils chassèrent des commerçants abyssins avec lesquels ils avaient entamé des relations, et des pilotes qu'ils avaient fournis faillirent même traîtreusement faire échouer les vaisseaux lorsqu'ils étaient déjà partis quatre lieues plus loin, de sorte qu'ils furent obligés de retourner au mouillage.

Après avoir heureusement évité toutes les embûches dressées aux gens de l'aiguade, Vasco da Gama quitta cette terre inhospitalière, surveillant sans relâche ses pilotes.

Le 7 avril, la veille des Rameaux, après avoir dépassé Quiloa, on arriva à Mombaça où l'on reçut un excellent accueil ; une grande abondance de vivres frais et de fruits rendit tout à fait la santé aux équipages, néanmoins tout n'alla pas sans quelques difficultés.

On devait cependant arriver bientôt au terme des incertitudes ; à 30 lieues de là, non loin de l'équateur, Vasco da Gama atteignit la grande ville de Melinde, le 15 avril 1498, le jour de Pâques. On lui avait affirmé qu'il trouverait là des chrétiens et des pilotes pour les Indes ; en effet l'accueil du souverain fut tout à fait favorable et l'accomplissement du rêve de Jean II devint pour Vasco da Gama un fait certain lorsqu'il eut recueilli tous les renseignements nécessaires et qu'il fut assuré d'obtenir un pilote indien. La réception amicale du roi de Mélinde a servi de prétexte à Camoëns pour faire raconter à ce souverain, par Vasco da Gama lui-même, la fondation du royaume de Portugal et les faits saillants et glorieux de son histoire.

Le 24 avril, la flottille quitta Mélinde et dirigée avec habileté par un pilote guzerate, elle traversa la mer des Indes, n'ayant à combattre que les éléments ; enfin le 17 mai on aperçut la terre et le dimanche 21, on jeta l'ancre devant Kalicouth (Calicut), capitale de la partie de la côte du Malabar où l'on se trouvait. Le souverain porte le nom de Samondri Radjah (roi du littoral) ou Samorin, comme le disent les Européens. Ici, Vasco da Gama eut à déployer toute sa fermeté et toute son adresse diplomatique, non seulement pour tirer tout le parti possible de son voyage, mais même pour échapper aux dangers que firent naître sous ses pas des influences puissantes et intéressées.

Les commerçants arabes virent d'un mauvais œil l'arrivée des navires européens, ils supposèrent avec une sage perspicacité que le trafic des marchandises précieuses transportées d'Orient en Europe pouvait leur échapper ; n'étant qu'intermédiaires, c'était une source de richesses tarie à jamais ; ils résolurent de s'opposer par tous les moyens possibles à une entente entre le Samondri et les Portugais. Ils circonvinrent le souverain d'abord bien disposé envers les étrangers et quand, le 28 mai, Vasco da Gama avec ses onze compatriotes alla le saluer et lui offrir des présents, ceux-ci furent mal reçus comme indignes d'un tel roi ; ce fut le commencement des mauvais procédés. Le port était encombré de navires musulmans, la lutte aurait été trop inégale pour en tirer vengeance ; du reste les Portugais ne se rendaient pas encore bien compte de la situation, pays et habitants leur étaient inconnus, ils n'avaient que des notions assez vagues sur ces contrées qui passaient pour extraordinaires et par confusion avec la côte orientale d'Afrique, ils se croyaient dans le pays du christia-

nisme primitif soumis au prêtre Jean, dont ils avaient entendu parler ;
ils prenaient les pagodes pour des églises et quelques-uns même s'y
agenouillèrent.

D'un autre côté, les intrigues des Maures auprès du Samorin furent
tellement adroites, ils représentèrent si bien les Portugais comme des
ambitieux et des conquérants tout à fait à craindre que le prince
résolut de les retenir prisonniers dans la case qu'il leur avait destinée
et même de les faire périr. Il n'osa cependant pas en venir à cette
extrémité et Vasco da Gama, sur ses gardes, put, par la fermeté qu'il
montra, se tirer sain et sauf de toutes les embûches qu'on lui tendit,
dont l'histoire serait longue.

Il établit malgré tout une factorerie avec Diogo Diaz pour chef (le
frère de Barthélémy Diaz) et réussit à négocier des affaires lucratives ;
riches étoffes de soie, objets d'or et d'argent, perles, ivoire et pierres
précieuses, épices de toutes sortes valant leur poids d'or, s'amonce-
lèrent dans les navires que venaient visiter les riches marchands du
pays malgré les efforts du Catwall (surintendant du prince), gagné par
les Musulmans, qui parvint à faire prisonniers quelques Portugais. De
son côté Vasco da Gama, par représailles, prit 12 otages parmi les
principaux visiteurs hindous et en conserva 6, peut-être à tort, quand
on rendit ses compatriotes à la liberté. Ce fut ainsi pendant trois mois
une succession de querelles dangereuses qui pouvaient amener un
désastre, il eut le talent de l'éviter.

Cependant, le 28 août 1498, quand il mit à la voile, il dut canonner
de nombreuses chaloupes qui réclamaient avec menaces les prisonniers
qu'il emmenait dans la bonne intention, comme il le leur assurait du
reste, de leur faire connaître le Portugal et sa puissance, puis de les
ramener dans l'Inde.

Sans la funeste intervention des marchands arabes, les Portugais se
seraient peut-être bornés longtemps à commercer sans songer à conquérir dans ces lointaines contrées des colonies qu'il fallait défendre.
Pendant qu'il longeait la côte en attendant un vent favorable à son
départ, Vasco da Gama planta son dernier *pedrao*, qu'il appela *Santa
Maria*, c'était le samedi 15 septembre. Après être resté vis à vis des
îles Angeldives et avoir été menacé par des navires venus en grand
nombre autour de la flottille, Vasco da Gama *quitta définitivement le
5 octobre* les côtes du Malabar.

La traversée de la mer des Indes fut longue, des calmes ou des
vents contraires retardèrent la marche des navires, le scorbut se

déclara et sévit avec intensité ; chaque équipage fut réduit à 7 ou 8 hommes valides pour la manœuvre, et les chefs eurent besoin de toute leur énergie pour apaiser les murmures des matelots qui étaient presque disposés à retourner vers les Indes ; enfin des vents plus favorables permirent de gagner la côte d'Afrique.

Après trois mois de pénible voyage, les trois vaisseaux passèrent devant Magadoxo, la grande métropole des cités commerçantes arabes ; mais se rappelant l'accueil des Maures, on se borna à saluer palais, dômes et navires de coups de bombarde pour gagner rapidement Mélinde.

On jeta l'ancre le 9 février 1499 dans ce port ami et aussitôt on reçut des vivres et des fruits en abondance. On y resta cinq jours, et au départ, le roi chargea Vasco da Gama d'un message de bonne amitié pour le roi Manoël. Bientôt on passa devant Mombaça, et on arriva dans la baie qu'on appela San Rafaël, parce que sur les bas-fonds qu'on y rencontre, on brûla le navire de Paulo da Gama, vu l'impossibilité de conduire trois navires avec les survivants de l'expédition. Des historiens disent que le vaisseau était échoué sur les rochers de la baie lorsqu'on le détruisit. On se ravitailla à Tomugata ; on passa à l'île de Zanzibar où l'on reçut le meilleur accueil des Arabes commerçants ; on continua la route par les îles St-Georges, près de Mozambique et les courants, cette fois favorables, menèrent rapidement les deux navires à la baie de St-Braz. Là on renouvela leurs provisions et le 20 mars ils doublèrent le cap de Bonne-Espérance, par un temps bien calme, cette fois encore.

L'expédition était virtuellement terminée et Alvaro Velho, pour une cause ignorée, le manque d'intérêt peut-être, dans cette région connue, cessa d'écrire son journal au 25 avril. De ce fait, il a été impossible de savoir pourquoi, avant d'arriver aux îles du cap Vert, le *Berrio* se dirigea directement vers le Portugal où Nicolas Coëlho débarqua à Lisbonne le 10 juillet 1499, apportant la bonne nouvelle. On a tout lieu de croire que c'était d'accord avec Vasco da Gama dont l'équipage était plus malade du scorbut et dont le frère se mourait d'épuisement. D'autres historiens disent qu'une tempête sépara les deux navires et maltraita davantage le *San Gabriel*. De fait, arrivé aux îles du cap Vert, Vasco da Gama remettant le commandement de son navire à João de Sa, fréta une caravelle pour conduire rapidement son frère à Lisbonne ; mais il fut obligé de s'arrêter aux Açores et il le débarqua agonisant à Angra, dans l'île de Terceira, où il mourut.

Il fut inhumé dans l'église du couvent des Franciscains qui avait été fondé en 1452 peu après la découverte de l'île; l'église fut reconstruite en 1672. Un monument de marbre a été érigé le 8 janvier 1849, à la mémoire de Paulo da Gama, par les soins du gouverneur civil José Vieira Santa Rita.

La réception faite par le roi à Vasco da Gama, vers le 9 septembre, fut magnifique; et quoi qu'on en dise, les récompenses qu'il reçut furent nombreuses et de valeur. Par une charte du 22 février 1501, le roi lui octroya la seigneurie de Sines après l'avoir créé amiral de la mer des Indes, avec une foule de privilèges qu'il attacha à ce titre. Le 10 janvier 1502, il lui fit don d'une rente de 300,000 reis (1,800 à 2,000 fr.) pour lui et ses descendants, lui conférant le droit d'ajouter à son nom la particule honorifique Dom si recherchée, pour lui, ses frères et tous ses descendants du nom de Gama et de plus la permission d'ajouter à ses armes, les armes royales (as quinas portuguezas), les cinq écussons d'azur en croix, portant 5 deniers d'argent en sautoir chacun.

V. Résultats de la découverte de Vasco da Gama. — Telle fut l'issue du voyage fameux que Dom Vasco da Gama fit pour la première fois aux Indes; les résultats en furent inestimables, car toutes les richesses que le commerce des Indes avec l'Europe par l'Arabie et le golfe Persique, ou l'Égypte et la mer Rouge, laissait entre les mains des marchands musulmans, vénitiens et gênois, passèrent aux Portugais et déjà en 1504, les navires vénitiens qui, à cette époque, allaient à Alexandrie chercher les épices, l'or, les perles, les pierres précieuses, etc., revinrent dans l'Adriatique sans marchandises. L'empire d'Orient venait de changer de mains, le commerce faisait de même.

Le Portugal ne profita pas seul de la découverte de la route des Indes, les autres nations maritimes de l'Ouest eurent leur part de bénéfices lorsqu'elles surent la prendre; Ango, le riche Dieppois qui reçut François Ier avec une magnificence royale, dut une grande partie de sa fortune aux précieuses cargaisons que ses nombreux navires allèrent chercher aux Indes et sur les côtes d'Afrique.

Le roi de Portugal, voulant immédiatement tirer parti des premiers résultats obtenus, et peut-être mettre à l'essai l'habileté d'un second explorateur, fit bientôt préparer une flotte importante qu'il confia à Alvarez Cabral pour retourner aux Indes; une tempête la surprit, près des îles du cap Vert, et emporté au loin vers l'Ouest, Cabral découvrit une grande terre, le 24 avril 1500, c'était le Brésil, pays étonnamment fertile et peuplé d'habitants doux et paisibles, que le Florentin Améric Vespuce, envoyé par le roi Manoël, explora peu après, en cherchant par l'Ouest un chemin vers les Indes. Après avoir planté un *pedrao* aux armes de Portugal, Cabral reprit la route de l'Est vers le cap de Bonne-Espérance.

Arrivés à Calicut, les otages indous qu'il avait ramenés, essayèrent mais en vain de concilier aux Portugais l'esprit du Samorin, les intrigues des Maures prévalurent, ce fut la guerre. Au massacre d'une cinquantaine de Portugais, Cabral répondit par l'incendie de tous les vaisseaux qu'il rencontra et le bombardement de la ville.

Toute la côte du Malabar fut, à partir de ce jour, soumise aux Portugais ; leur puissant empire colonial avait pris naissance.

En 1501, Dom Joam de Nova partit aux Indes avec une nouvelle escadre et découvrit les îles de l'Ascension et de Ste-Hélène.

En 1502, comme il a été dit plus haut, Dom Vasco da Gama repartit avec une flotte de 15 navires et il réussit à affermir et à développer la domination de son pays sur toutes les côtes récemment découvertes.

En 1505, Eduardo Pachéco envoyé aux Indes avec 850 hommes, dut combattre le roi de Calicut qui avait réuni toutes ses ressources en hommes et en vaisseaux pour reconquérir son trône. Pachéco détruisit la flotte de ce prince, dont l'armée mise en déroute s'enfuit épouvantée ; il étendit ensuite tellement ses conquêtes qu'il se vit un moment à la tête d'un vaste empire. Des jaloux réussirent à le faire tomber en disgrâce et il mourut pauvre vers 1522.

Le roi Manoël nomma alors Francisco de Almeida gouverneur et premier vice-roi des Indes et l'envoya pour organiser l'empire avec Alphonse d'Albuquerque, destiné à lui succéder au bout de trois ans. C'était en 1506 ; l'expédition réduisit d'abord à l'inaction Campson, le fameux Soudan d'Égypte en détruisant sa flotte et en s'emparant de l'île de Socotora ; puis Almeida se rendit à Calicut pendant qu'Albuquerque s'emparait de la puissante cité d'Ormuz ; il sut plus tard se concilier l'amitié du roi de Perse. Arabes, Musulmans, Persans, Indous tremblaient alors devant la puissance portugaise ; mais Almeida, ses trois années expirées, dut céder le commandement à Albuquerque ; la peine qu'il en ressentit lui fit chercher la mort dans les combats (1509).

Son successeur, dès 1510, s'empara de Goa dont les deux ports étaient fort renommés ; puis il réussit avec l'aide des Indous soumis, à conquérir la riche contrée de Malacca ; cependant il dut renoncer à prendre Aden ; on dit qu'il songea à détourner le cours du Nil vers la mer Rouge pour ruiner les Égyptiens, ses ennemis.

De même que pour Almeida, l'obligation de céder le pouvoir après de tels services fut, dit-on, cause de la mort d'Albuquerque à Goa, en 1515 ; *l'empire des Indes était dès lors solidement constitué.*

Quelque temps après, en 1520, le Portugais Fernando de Magalhaens (Magellan), découvrit sous les auspices de Charles-Quint, le détroit qui porte son nom, et le premier fit le tour du monde (sir Francis Drake fut le second qui l'effectua, mais seulement en 1577), car s'il fut tué aux Philippines en 1521, une partie de l'expédition revint en 1522 à Cadix, après avoir découvert les Moluques, la véritable source des épices.

C'est alors que Jean III, qui avait succédé à Manoël en 1521, envoya Vasco da Gama aux Indes, où il mourut en 1524, comme il est raconté plus haut.

L'empire des mers était définitivement enlevé aux Vénitiens, leurs nombreux navires construits pour apporter de l'Égypte les marchandises des Indes, étaient sans emploi ; les Arabes et les Égyptiens avaient vu de même leur commerce si florissant passer aux mains des Portugais et ceux-ci étendre rapidement leur puissance sur toutes les côtes de l'Océan Indien, pénétrant pour commercer jusqu'aux Moluques, au Tonkin, en Chine et au Japon, après Albuquerque, Magalhaens, Andrada et Fernão Perez. Mais, comme il n'arrive que trop souvent, le luxe et la mollesse de l'Orient eurent raison des vertus de cette nation loyale et chevaleresque ; une richesse si subite rendit les Portugais du nouvel empire orgueilleux, injustes et violents dans les pays conquis, de façon à se faire détester dans l'Inde, malgré les efforts de Jean de Castro, de François Xavier, le grand apôtre et d'autres chefs illustres.

C'était disposer les esprits à faire en Orient un bon accueil à des successeurs qui furent les Hollandais, pendant qu'en Europe, les erreurs de Jean III, la régence de Catherine d'Autriche, l'incapacité de Dom Sébastien, puis le grand âge de son successeur le cardinal Dom Henri, préparaient l'usurpation du trône, sans héritier direct, par Philippe II d'Espagne, le monarque hautain et cruel.

La dureté même de la domination espagnole retrempa les courages et fit renaître l'énergie ; les Viriathe, les Pélage, les Henri de

Bourgogne eurent un successeur, ce fut le duc de Bragance, qui, avec l'aide de Pinto Ribeiro son intendant, chef énergique du complot, chassa les Espagnols en huit jours de tout le royaume. Héritier du trône que la branche d'Aviz sans descendants directs avait laissé vacant, il fut couronné en 1640 sous le nom de Jean IV, c'est le chef de la maison de Bragance, encore aujourd'hui sur le trône en la personne de Sa Majesté Dom Carlos Ier.

VI. Considérations générales. — Le Portugal, plus intimement lié par ses origines avec l'Espagne qu'avec les autres pays de race latine, en diffère cependant beaucoup par le caractère, par les mœurs et même par la langue, principalement parlée.

Le langage portugais, s'il est moins majestueux, est plus doux, plus harmonieux, plus poétique, la prononciation y étant exempte de différentes difficultés et aussi des aspirations gutturales de l'espagnol, généralement désagréables et provenant du dialecte germanique des envahisseurs ou de l'idiome oriental des Arabes. Le langage portugais semble l'image vraie du caractère affable, cordial, plein d'une sympathique dignité, mais aussi d'une fierté assez susceptible quoique noble et sans vanité, qui est le propre des Portugais de bonne race. Quant au refrain fameux qui les dote d'une gaieté permanente, ceci n'est qu'une scie qu'on sert à satiété et qui d'un esprit bien enfantin, n'a que l'autorité captieuse donnée par un poète en peine de rime.

La nation portugaise est remarquable par son vigoureux atavisme, qui a laissé immuables ses qualités primitives, ses vertus guerrières et chevaleresques, sa loyauté et aussi son opiniâtreté.

La période glorieuse dont le Portugal célèbre maintenant le centenaire est l'œuvre d'une génération de hardis marins au courage desquels on ne saurait trop rendre hommage. Les grands navigateurs n'ont-ils pas transformé l'Océan qui parquait les nations, en grandes routes qui maintenant les unissent, et parmi ces instigateurs de l'unité humaine, cette œuvre sublime, nul ne fut plus grand que Vasco da Gama. Il a relié l'Extrême-Orient à l'Europe qui l'ignorait presque ; il a donné un immense et riche empire à sa modeste patrie ; il a inspiré l'un des plus illustres poètes pour chanter ses exploits ; il a même fait surgir une architecture puissante, majestueuse, au décor original, pour perpétuer dans la suite des siècles l'apothéose de la gloire nationale, aux Jeronymos, à Thomar, à Batalha, où des caravelles, des ancres, des cordages noués ou entrelacés de fleurs et de fruits d'Asie sculptés dans la pierre des colonnes, des voûtes et des arcades, rappellent les sublimes découvertes des audacieux marins. C'est le style portugais, dit Manoëlique.

Les écrivains, les poètes ont également fixé dans leurs ouvrages, en récits brillants, le souvenir du siècle héroïque ; à côté des *Lusiades* de celui qu'on appelle *le grand poète*, il y a : *La découverte des Indes* de Fernand Lopez de Castanheda ; l'*Asie portugaise* de l'éminent historien Jean de Barros ; la *Conquête de Malacca*, la belle épopée de Francisco de Sa e Menezes, etc.

Mais qu'est-il besoin de tant parler des ancêtres, les Portugais d'aujourd'hui valent leurs aïeux, leur audace aventureuse n'a pas dégénéré et si, jusqu'au voyage du capitaine Trivier en 1889, une vingtaine d'explorateurs ont traversé, dans ce siècle, d'un océan à l'autre, le continent africain que Dom Vasco da Gama avait si hardiment contourné le premier, ce sont des Portugais seulement qui ont accompli ce périlleux voyage dans la première moitié du siècle : Honorato da Costa, de 1802 à 1811 ; F.-J. Coïmbra, de 1838 à 1848 ; Sylva Porto, de 1853 à 1856, en même temps que l'Anglais Livingstone ; plus tard, ce fut le tour du major Serpa Pinto, de 1877 à 1879 ; puis celui des courageux explorateurs de l'Afrique tropicale, les officiers de marine Capello et Yvens, de 1884 à 1885 et j'en ai omis sans doute.

Quels efforts glorieux pour cette nation qui ne compte guère plus de quatre millions d'habitants dans les six provinces de sa métropole. Quand à une pareille énergie on joint le culte des plus strictes lois de l'honneur, on a droit à l'amitié de tous ceux qui, doués de sentiments élevés, savent apprécier les vertus nationales. Les Français prétendent être de ceux-là ; du reste, outre l'affinité comme race latine, mille points les unissent aux Portugais dont les neuf premiers rois descendent directement de la Maison royale de France. La région de Flandre eut des rapports constants avec le jeune royaume ; le comte Philippe d'Alsace épousa la fille de son premier roi et la comtesse Jeanne se maria au fils du second, ce comte Ferrand, si brave à Bouvines, qui résida souvent à Lille et y mourut. Si ces mariages furent tous deux stériles, ils furent suivis de beaucoup d'autres plus féconds, jusqu'à celui de Sa Majesté actuelle Carlos Ier avec la princesse Marie-Amélie d'Orléans, fille du comte de Paris et d'Isabelle de Montpensier, c'est-à-dire arrière-petite-fille de notre dernier roi Louis-Philippe Ier.

La Société de Géographie de Lille a de plus, des raisons d'estime particulières ; non seulement elle réserve une admiration profonde et méritée pour les navigateurs et les explorateurs célèbres du Portugal, et ils sont légion ceux qui depuis 400 ans ont donné leurs forces et même leur vie pour la gloire de leur patrie et pour la science, mais elle a établi des rapports fréquents, par l'échange réciproque des publications, avec la Société de Géographie de Lisbonne, dont elle a nommé membre Correspondant le distingué Secrétaire perpétuel, M. Luciano Cordeiro ; tandis que M. Paul Crepy, depuis près de 20 ans Président de la Société de Géographie de Lille, représente, comme Vice-Consul, le Portugal dans notre populeuse et intelligente cité.

Voilà pourquoi en France et à Lille en particulier, on a répondu avec empressement à l'invitation du Portugal d'assister aux grandes fêtes nationales qui ont lieu du 17 au 21 mai 1898.

Dans les eaux du Tage, le *Pothuau* fait flotter devant Lisbonne au *Caes das Columnas*, en face de la splendide *Praça do Commercio* et du glorieux arc de triomphe de Viriathe et de Vasco da Gama, les couleurs unies des deux nations, pendant que M. Herbette représente le Comité français devant le Roi, disant comment on a déjà manifesté en France la volonté de participer de cœur aux fêtes commémoratives, par des Séances solennelles à la Sorbonne, à la Société de Géographie de Paris et aussi à celle de Lille. (Plusieurs journaux portugais l'ont répété dans leurs colonnes).

Pour terminer, pourrait-on mieux fixer ici le souvenir d'admiration et d'amitié, ou mieux exprimer les sentiments de droit et de devoir qui nous émeuvent, à la pensée des glorieux voyages du héros portugais et de leur IVe centenaire, qu'en citant les quatre derniers vers d'un sonnet à l'illustre amiral Dom Vasco da Gama, comte de Vidigueira, qui est signé Sully Prudhomme ; honorable hommage de circonstance :

> . . . .
> . . . .
> Ta gloire aussi ! Le temps vient de la rajeunir.
>
> Ton fier pays nous doit sa première oriflamme ;
> La France outre l'honneur a donc le droit d'unir
> Son salut à la voix du peuple qui t'acclame.

Lille, Mai 1898.

E. CANTINEAU,
Archiviste de la Société.

Lille Imp. L. Danel.

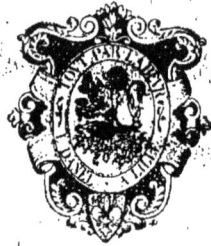

www.ingramcontent.com/pod-product-compliance
Lightning Source LLC
Chambersburg PA
CBHW060512200326
41520CB00017B/5009